AF289628

Grøn Kaffe

—

En garanti for vægttab?

Hvordan du kan tabe dig hurtigt og
let med grøn kaffe

Pater Carl Simons

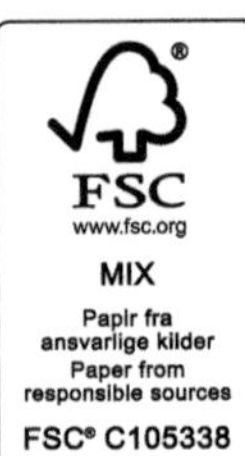

Forlag: Books on Demand GmbH, København, Danmark

Tryk: Books on Demand GmbH, Norderstedt, Tyskland

ISBN: 978-87- 7170-312-2

Introduktion

Ved at bruge denne bog accepterer du fuldstændigt denne erklæring om ansvarsfraskrivelse.

Ingen råd

Denne bog indeholder information. Informationen er ikke et råd og skal ikke behandles som et.

Hvis du tror, at du er sygdomsramt, bør du straks søge lægehjælp. Du bør aldrig udskyde at søge lægehjælpe, se bort fra en læge, eller afbryde medicinsk behandling på baggrund af informationen i denne bog.

Ingen erklæringer eller garantier

I det omfang gældende love tillader det og med forbehold for nedenstående afsnit, udelukker vi alle erklæringer, garantier og tilsagn relateret til denne bog.

Uden at det berører den generelle anvendelse af det foregående afsnit, repræsenterer, garanterer eller erklærer vi ikke:

o   at informationen i denne bog er korrekt, akkurat, fuldstændig eller ikke-misledende.

o   at brugen af retningslinjerne I bogen vil føre til et bestemt udfald eller resultat.

Begrænsninger og udelukkelse af ansvar

Begrænsningerne og udelukkelsen af ansvar beskrevet i denne sektion og andetsteds i denne ansvarsfraskrivelse: er omfattet af paragraf 6 nedenfor; og regulerer alle forpligtelser, der er følger af ansvarsfraskrivelsen eller i forhold til bogen, herunder kontraktlige forpligtelser, erstatningsret (herunder uagtsomhed), og for overtrædelse af lovmæssige forpligtelser.

Vi vil ikke være ansvarlige over for dig med henblik på eventuelle tab, der udspringer af en begivenhed eller begivenheder uden for vores rimelige kontrolområde.

Vi vil ikke være ansvarlige over for dig med henblik på eventuelle driftstab, herunder begrænsning af tab eller skade på fortjeneste, indtægter, omsætning, anvendelse, produktion, forventede besparelser, forretning, kontrakt, kommercielle muligheder eller goodwill.

Vi vil ikke være ansvarlige over for dig i forbindelse med tab eller ødelæggelse af data, databaser eller software.

Vi vil ikke være ansvarlige over for dig i forbindelse med en speciel, indirekte eller følgeskadestab eller ødelæggelse.

Undtagelser

6

Intet i denne ansvarsfraskrivelse skal: begrænse eller udelukker vores ansvar for død eller personskade som følge af uagtsomhed; begrænse eller udelukke vores forpligtelser for bedrageri eller svigagtig vildledning; begrænse nogen af vores forpligtelser på nogen made, der ikke er tilladt i forhold til gældende lov; eller udelukke nogen af vores forpligtelser, der ikke kan udelukkes i forhold til gældende lov.

Adskillelse

Hvis et afsnit af denne ansvarsfraskrivelse er dømt ulovlig ved en domstol eller anden kompetent myndighed og dermed ikke kan håndhæves, opretholdes resten af ansvarsfraskrivelsesafsnittene fortsat.

Hvis en del af et ansvarsfraskrivelsesafsnit dømmes ulovligt og ikke kan håndhæves, slettes dette, og resten af afsnittet vil fortsat være gældende.

Lov og jurisdiktion

Denne ansvarsfraskrivelse vil blive underlagt og fortolket i overensstemmelse med schweizisk ret, og eventuelle stridigheder vedrørende denne ansvarsfraskrivelse vil være underlagt de schweiziske domstoles eksklusive kompetence.

Forord

Så snart en kosttendens har tabt sit momentum, kaster industrien en ny én mod dig. Det kan især ses på teleshopping-kanaler og online-markeder. Efter artiskok- og ananasprodukter blev tilbudt næsten overalt, er grøn kaffeekstrakt begyndt at overtage deres plads. Allerede nu kan du købe kapsler, pulver, piller og endda i dobbelte filterposer.

Hvad alle disse tilbud har til fælles er de unødvendige produktionstrin mellem det grønne, ikke-ristede kaffebønner og det tilbudte produkt. Et produkt, der ville koste omkring 2-3 euro pr. kilo (verdensmarkedspris), dvs. 60 kapsler med 400 mg ekstrakt i hver, kommer til at koste, tro det eller ej, 15 euros. Det betyder 600 euros i overskud for 1 kilo kaffeekstrakt.

Selvom det er korrekt, at et kilo kaffe ikke er det samme som et kilo kaffeekstrakt, og produktet skal pakkes, vil sund fornuft konkludere, at hvem end der tilbyder ekstraktet må få et betydeligt overskud på baggrund af det.

Der er faktisk flere videnskabelige studier, der beviser den positive indflydelse af grøn kaffe for kropsvægten og helbredet. Hvis du tager et nærmere kig på disse studier, vil du dog hurtigt finde ud af, at disse positive effekter ikke kan tilskrives den komprimerede ekstrakt, men at de kan opnås ligeså godt ved bare at indtage grøn kaffe på den rigtige måde. Denne viden, som min tidligere arbejdsgiver var opsat på at holde hemmelig, er hvad jeg tilbyder til jer, kære læsere, i denne publikation.

Hvis du også gerne vil arbejde imod pengemaskinerne med mirakelkure, og heller foretrækker ærlig information, vil jeg sætte pris på noget feedback online og anbefalinger til andre personer med vægtproblemer.

Tak for det

Med venlig hilsen, Peter Carl Simons

Vi har brug for en moderne diæt

I vores ganske mobile samfund er usundt mad næsten et nødvendigt onde for mange personer. Mange får deres frokost i kantiner, som gør mere ud af, at det skal være billigt end sundt. Andre får slet ikke muligheden for at spise regelmæssigt eller sundt på grund af feltarbejde, skiftholdsarbejde eller andre grunde. Mere og mere mad med usunde additiver og sukre gør deres del for at opfede samfundet.

Det er ikke overraskende, at mange producenter, som producerer den usunde og fedende mad, også begynder at tilbyde diætprodukter eller kaloriereducerende produkter. På denne måde kan de tjene endnu flere penge ved at korrigere resultater af underernæringen stammende fra ingredienserne i deres egne produkter. En klassisk tilfælde på dobbeltprofit. Det varer sikkert ikke længe, indtil en velkendt sukkerholdig drik vil komme med en rabatkode til en prøve af et diætprodukt fra samme producent.

At miste vægt er en milliardforretning, og indtægts- og overskudsprognosen for denne sektor er som en evig stigning[1].

Og faktisk er der et alternativt, som i høj grad er kropsvenligt og helt naturligt – selv tilgængelig i økologisk kvalitet – og ekstremt billigt. Du kan regne med at få omkring 10-20 euros tilbage hver måned ved at udelade den tilsvarende mængde ristet kaffe.

---

[1] Hvis du gerne vil investere nogle penge, så er dette marked et marked som tilbyder overmiddellige profitter samt det er et voksende marked.

Grøn Kaffe

I modsætning til hvad du måske tror, betyder
"grøn kaffe" ikke økologisk kaffe, men
simpelthen at den ikke har været ristet. Derfor
er den ikke brun, men mere grønlig eller beige.
Det betyder, at vi snakker om naturlige bønner,
før de bliver ristet til kaffe i kaffeanlæg – eller
af entusiaster derhjemme – som derefter
tilbydes i supermarkeder.

Grøn kaffe, modsat de ristede kaffebønner,
indeholder stadig alle de sunde ingredienser,
som bliver delvist ødelagt i risteprocessen.

Med hensyn til smag er grøn kaffe meget lig
almindelig kaffe. Personligt minder smagen af
grøn kaffe mig lidt om urtete.

Den grønne kaffeekstrakt, som jeg nævnte
tidligere, er forresten intet end brygget grøn
kaffe, som er blevet damptørret.

Hvilket betyder, at i bedste fald indeholder det
de samme aktive ingredienser, som du får ved

at brygge den grønne kaffe selv for en brøkdel
af prisen – og oven i købet er den frisk og
smagsfuld. Hvis damptørringsprocessen ikke
udføres forsigtigt nok, kan dette betyder
mindre aktive ingredienser for dig, hvilket i
sidste ende leder til, at du betaler mere for
mindre effekt.

Virkninger

Når fedt forbrændes, er chlorogensyre ganske
vigtigt[2]. Det giver basis for

---

[2] Wikipedia.dk skriver om denne aktive ingrediens: "(…)
Chlorogensyre viser effekt på det biologiske system i
forskellige studier. Det skal noteres, at denne virkning er
bevist i videnskabelig studier, som dog ikke skal forstås
med et medicinsk udgangspunkt. For at lave en
medicinsk statement er mere research nødvendig.
Chlorogensyre er en velkendt antioxidant, som beskytter
DNA'et med skade fra dets isomere – en virkning som var
indlysende selv ved skader på grund af radioaktivet. Det
sænker hastigheden for absorptionen af sukker i blodet
efter et måltid. Dette er påvist som en antidiabetisk
virkning fra dyreforsøg. Ydermere er der også blevet set

fedtforbrændingsvirkningen for den grønne kaffe. Efter ristning af kaffen bliver denne ingrediens dog helt ødelagt.

I enkle vendinger kunne man sige, at chlorogensyre begrænser kroppens evne til at absorbere og lagre sukker. Hvis kroppen ikke længere kan lagre sukker, vil den automatisk reducere fedtlagringen. Kroppen er forpligtet til at bruge fedtreserverne for at forsætte med at fungere. Resultater af et løbende forbrug af grøn kaffe vil derfor være, at man løbende vil sænke fedtprocenten og på den måde tabe sig.

Denne virkning virker endda uden at blive erstattet af sport eller ændring af kost. Naturligvis skal det siges, at en kostændring oveni også er vigtigt for et sundt vægttab.

---

en sænkning af blodtryk for mennesker ved brug af chlorogensyre. Chlorogensyre reducerer trombocytaggregation (blodpropper). Dyreforsøg med laboratoriemus viste positive effekter mod forskellige maveproblemer. Det kunne bevises, at chlorogensyre kan producere leverbetændelse. En cellemodel viste, at chlorogensyre er i stand til at påberåbe sig apoptose (programmeret celledød) for kræftceller.

Forberedelse

Den første udfordring når man forbereder grøn kaffe er at knuse det. Modsat de relative skrøbelige ristede kaffebønner, er grøn kaffe ret hård og indeholder meget restfugt, hvorfor det er svært at knuse.

Et forsøg med en manuel kaffeknuser eller en mølle på en almindelig kaffemaskine kan lede til komplet fiasko. Jeg havde bedst succes med tunge møller med roterende knive, da de også bruges til at knuse nødder. Heldigvis tilbyder flere og flere grøn kaffe-producenter knust grøn kaffe. Sådant knust grøn kaffe bliver i skrivende stund tilbudt på internettet for mindre end 20 euro pr. kilo. Mindre portioner er også tilgængelige, så der er faktisk ikke nogen grund til ikke selv at forsøge.

Den egentlige forberedelse af grøn kaffe er alt i alt ikke så svært.

Bare knus den rå kaffe fin eller grov alt efter din egen præference – du kan bare selv teste, hvad der smager bedst for dig – eller bare købe før-knuste grønne kaffebønner.

- Afhængig af din smig, put den ønskede mængde knust kaffe i et kaffefilter (som du garanterer kender fra almindelig kaffe), og hæld varmt varm over det.

- Alternativt kan du bare putte den knuste kaffe i en kop og hælde varmt vand over det. Lad det stå i 10 minutter, og filtrer derefter resterne ud med en fin si.

Det anbefales ikke at tilsætte for mange sukkerstoffer til kaffe, hvis du gerne vil tabe dig. Hvis det er dig ligegyldigt, så kan du tilsætte sukker som ved almindelig kaffe.

Bruge det hver dag – hvad kan du

Selvfølgelig er det meget nemmer bare at bære rundt på nogle kapsler i stedet for at brygge din egen friske grønne kaffe allevegne.

Heldigvis er dette slet ikke nødvendigt. Du kan simpelthen brygge din egen kaffe om morgenen, eller aftenen før, og bare tage den med dig og drikke den i løbet af dagen.

Uanset om du vil tabe dig med grøn kaffeekstrakt eller brygget grøn kaffe: Forvent ikke mirakler. Pålidelige studier var stort set gennemført over 4-6 måneder, og de fleste af deltagerne viste ikke bare et vægttab, men også en generel stigning i sundhed.

Personligt kender jeg personer, der har drukket 3-5 kopper grøn kaffe i stedet for normal kaffe og har formået at tabe sig ti kilo på to måneder. Nu til dags undgår de i høj graf almindelig kaffe til fordel for deres nye yndlingsdrik. Ingen af dem har ændret noget andet ved deres liv.

Advarsel og kontraindikation

Generelt kunne man sige, at enhver person, som kan drikke almindelig kaffe, også vil nyde grøn kaffe på same made. Da grøn kaffe indeholder mindre koffein end ristet kaffe, er det ikke et problem.

Under alle omstændigheder bør folk, der lider af sygdomme eller fedme konsultere en læge omkring nogen ændring i deres kost.

Grøn kaffe er ikke egnet til følgende personer:

- Gravide og ammende kvinder

- Folk med koffeinintolerance

- Folk med diabetes, højt blodtryk og blodomløbsproblemer

- Børn

- Folk som ikke kan tåle ristet kaffe af den ene eller anden grund.

Der er ingen god anbefaling på den maksimale og minimale mængde grøn kaffe, man kan skal

drikke hver dag. Alt afhængigt af din kropsvægt og dit generelle helbred, samt kaffestyrken kan forskellige faktorer spille en rolle. Generelt som tommelfingerregel kan man sige at udskifte den almindelige kaffe med grøn kaffe ikke er noget problem.
En sundhedstruende overdosis er næppe opnåeligt med grøn kaffe, hvis du drikker det. En overdosis af chlorogensyre kan forekomme efter et indtag på 5-10 liter grøn kaffe om dagen. Sådanne mængder kan dog ingen mening overhovedet. Folk, der har succes med deres vægttab og grøn kaffe, drak omtrent én liter om dagen.

Hvis du efter indtagelse af grøn kaffe oplever en eller flere af følgende bivirkninger, bør du stoppe forbruget og kontakte en læge:

- Takykardi

- Uroligheder

- Søvnløshed

- Ubehag

Succesfaktorer for din målvægt

I forbindelse med vægttab er du nødt til at skelne mellem folk, der gør det af æstetiske grunde, eller blot for at få "bikinikroppen" eller deres "sixpack". For dem, er et par kopper grøn kaffe hver dag generelt den bedste metode til at opnå deres drømmevægt og holde den.

Folk, der lider af fedme, bør konsultere med deres læge. Det er især vigtigt at overveje, at de fleste tilfælde af fedme og inkluderer nogle psykologiske faktorer. Undersøg, om det er muligt at få hjælpe af en træner eller psykolog.

Alle slags vægttab er lettere og hurtigere, hvis det kombineres med en diæt og et højere aktivitetsniveau. Dette behøver ikke være ekstremsport. Selv en daglig gåtur om aftenen eller lignende kan være et skridt i den rigtige retning.

Til slut

Modsat mange andre guidebogsforfattere, tilbyder jeg hverken produkter fra bestemte producenter, ej er det min hensigt at reklamere for nogen. Andet end den beskedne pris for denne bog tjener jeg ikke, andet end at dele min oplevelse med dig. Da det er meget vigtigt for mig at dele denne viden og denne tilgang til vægttab, vil jeg være lykkelig, hvis du kunne give mig noget feedback online – samt dine egne erfaringer med grøn kaffe.

Al information i denne bog stemmer overens med mine egne erfaringer og min egen research. De skal ikke ses som instruktioner eller som et alternativ til ekspertkonsultationer.